Published By Adam Gilbin

@ Leroy Davis

Dieta Paleo: Recetas Fáciles De Mejorar Con La

Dieta Paleo Para Principiantes en La Dieta Paleo

All Right RESERVED

ISBN 978-1-990666-87-2

I0558137

TABLE OF CONTENTS

Ensalada De Desayuno Zesty

Ingredientes:

- 1 clementina de naranja, pelada y troceada.

- ½ taza de arándanos secos o cerezas

- ½ taza de nueces

- Pimienta negra recién molida, al gusto.

- 2 tazas de espinacas baby

- 1 huevo grande, duro y cortado en trozos de ½ pulgada

- 1 cucharadita de mostaza molida

- ¼ taza de vinagre de vino tinto

- Jugo de 1 naranja

- 1 cucharadita de cebolla finamente picada

- 1 taza de aceite de oliva

- Cáscara de 1 naranja

- 1 tira de tocino sin curar, sin nitrato, cocida y desmenuzada

- 1 cucharada de miel

Direcciones:

1. Combina las espinacas, el huevo duro, el tocino, la clementina, los arándanos y las nueces en un tazón grande y mezcle bien.
2. En un tazón aparte, combina la miel, la mostaza, el vinagre, el jugo de naranja, la cebolla, el aceite de oliva y la ralladura de naranja.
3. Agrega el aderezo al recipiente grande y mezcla hasta que esté bien cubierto. Sazona con pimienta negra recién molida y sirve.

Desayuno Burrito Paleo

Ingredientes:

- 1 cucharadita de ajo en polvo

- 1 cucharadita de cebolla en polvo

- 3 huevos grandes, batidos

- 1 cucharada de aceite de oliva

- Pimienta negra recién molida, al gusto

- Cilantro fresco, picado, para adornar

- ¼ libra de carne molida alimentada con pasto

- 1/2 cebolla roja pequeña, finamente picada

- 1 cucharadita de comino molido

- Salsa preparada, para servir

Direcciones:

1. Dora la carne en una sartén a fuego medio.

2. Una vez que la carne ya no esté rosada, agrega la cebolla y sazona con el comino, el ajo en polvo y la cebolla en polvo. Dejar de lado.

3. Bate los huevos en un tazón pequeño.

4. Calienta el aceite de oliva en una sartén mediana a fuego mediobajo.

5. Agrega los huevos en una capa delgada y uniforme y cocina por unos 6 minutos.

6. Voltea cuidadosamente los huevos y continúa cocinando hasta que esté listo. Sazona con pimienta negra recién molida.

7. Con cuidado desliza los huevos en un plato. Cubre con la carne sazonada, el cilantro y la salsa.

Batido De Espinacas, Pasas Y Pera

Ingredientes:

- Peras pequeñas 6 cada una

- Pasas 1 cucharada

- Espinacas tiernas 4 tazas, sin apretar

- Jugo de limón fresco 2 cucharadas

- Agua filtrada 1 taza

- Hielo 2 tazas O agua filtrada 1 taza

- Guarnición: Rodajas de pera fresca

Direcciones:

1. Coloque todos los Ingredientes:, excepto la guarnición, en una licuadora de alta potencia . Empezar en bajo,

2. y luego aumente la velocidad a alta. Mezclar hasta que esté suave.

Batido De Coco Y Cereza

Ingredientes:

- Almendras crudas sin sal 2/3 taza

- Plátanos medianos 1 1/2

- Hielo 1 taza O agua filtrada 1/2 taza

- Guarnición: cerezas sin hueso partidas a la mitad

- Cerezas dulces deshuesadas 3 tazas

- Coco rallado sin azúcar 2 cucharadas

- Leche de almendras sin azúcar 1 1/2 tazas

Direcciones:

1. Coloque todos los Ingredientes:, excepto la guarnición, en una licuadora de alta potencia . Empezar en bajo,

2. y luego aumente la velocidad a alta. Mezclar hasta que esté suave.

Ensalada De Pollo Con Repollo A Base De China

Ingredientes:

- 1/3 taza de cilantro picado

- 1/3 taza de rábanos en juliana 1/3 taza de menta picada

- 1 ¾ taza de pollo picado y cocido 4 tazas de col rizada rallada 1/3 taza

- cebolletas en juliana 1 taza de zanahoria en juliana

Del aderezo:

- 2 ½ cucharadas aminoácidos de coco

- 1 chile chipotle cortado en cubitos

- jugo de ½ lima

- 1 cucharadita miel

- 3 dientes de ajo picados

- 1 cucharadita jengibre cortado en cubitos

- 2 cucharadas. aceite de sésamo

- 2 ¼ cucharadas vinagre de coco

Direcciones:

1. Comience mezclando las zanahorias picadas y cortadas en juliana, el repollo, las cebolletas,

2. y rábanos. Agrega la menta, el cilantro y el pollo picado, y revuelve el

3. ensalada en un tazón grande para mezclar. A continuación, coloque la ensalada a un lado.

4. Para crear la vinagreta, comienza quitando las semillas de chile chipotle. Cubrir

5. el pimiento con agua y déjelo reposar durante treinta minutos.

6. Después de treinta minutos, agregue la pimienta al procesador de alimentos y púlsela

durante un minuto antes de agregar los demás Ingredientes: al procesador.

7. Pruebe la vinagreta y modifique las especias, por favor.

8. Vierta el aderezo sobre la ensalada creada y mezcle la ensalada para cubrirla.

9. ¡Disfrutar!

Ensalada De Taco De Pollo De Inspiración Mexicana

Ingredientes:

- 1 tomate picado

- 1 cebolla roja picada

- 1 aguacate pequeño sin hueso

- ½ pimiento verde picado

- 2 cucharadas. condimento para tacos (creado a continuación) ½ libra de pollo desmenuzado

- 1/3 taza de agua

- 1 cucharada. aceite de oliva

- 1 cabeza de lechuga picada

Direcciones:

1. Comience mezclando el condimento para tacos, de la siguiente manera.

Té De Flor De Hibisco

Ingredientes:

- 6 frutas de la pasión (maracuyá)

- 2 cucharadas de jugo de naranja

- 1 vaina de vainilla

- 1 cucharada de miel de acacia orgánica

- 4 sobres de flor de hibisco

- 1 litro de agua

- 810 hojas de menta

- cubos de hielo

Direcciones:

1. Vierte el agua en una olla y ponla a hervir.

2. Apaga el fuego y añade los sobres de té de flores de hibisco, miel, hojas de menta, el

interior de la vaina de vainilla, el naranja jugo y la pulpa de fruta de la pasión.

3. Deja infusionar durante 10 minutos.

4. Filtra la Direcciones: con un colador y presiona la pulpa de frutas para extraer todo el jugo.

5. Deja enfriar, pon la bebida en una botella y guardala en la nevera. Servir frío con hielo y hojas de menta.

Café De Achicoria

Ingredientes:

- 1 cucharada de achicoria tostada

- 300 ml de agua

Direcciones:

1. En una cacerola pon la achicoria tostada con agua y ponla a hervir.
2. Baja el fuego y continúa cocinando a fuego lento durante 23 minutos.
3. Filtra la bebida con un colador. Servir caliente.

Postre De Fresas Y Chocolate

Ingredientes:

- 2 cucharadas de miel de acacia orgánica

- 5 fresas frescas

- 50 gr de chocolate negro con 85% de cacao

- 10 gramos de manteca de cacao orgánica o aceite de coco virgen

- 400 ml de leche de coco

- 1 cucharadita de polvo de agar

- 250 g fresas frescas

- la punta de una cucharadita de vainilla en polvo

Direcciones:

1. En una olla pequeña mezclar el agar con la leche de coco y poner a hervir la crema revolviendo constantemente durante 23 minutos.

2. Lavar las fresas y quitar el peciolo, poner las fresas en la licuadora junto con la miel y la vainilla en polvo.

3. Distribuir la mezcla en 5 moldes de budín pequeños (capacidad 150 ml) y refrigerar durante al menos 2 horas. Verter la mantequilla de cacao y chocolate o aceite de coco en una sartén y derretir al baño María.

4. Retirar el pudín de los moldes y colocar en las placas, verter el chocolate negro derretido y decorar con fresas frescas.

Pudín De Arándanos

Ingredientes:

- 1 cucharadita de polvo de agar

- 150 gr de arándanos frescos

- 1 cucharada de miel de acacia orgánica

- Arándanos frescos

- 400 ml de leche de coco

- Crema de coco (elaborada con leche de coco)

Direcciones:

1. En una olla pequeña mezclar el agaragar con leche de coco y poner a hervir la crema revolviendo durante 23 minutos.

2. Lavar, suavemente los arándanos, secarlos y procesar las frutas en una licuadora junto con la miel.

3. Combinar la pulpa con la crema de coco y mezclar bien.

4. Distribuir la mezcla en 4 moldes de budín pequeños (capacidad 150 ml) y refrigerar por 3 horas.

5. Quitar el pudín de los moldes, decorar con crema de coco y arándanos frescos.

Tortitas De Castañas

Ingredientes:

- 50 gramos de harina de castañas ecológica

- 20 gramos de harina de coco

- 2 huevos

- ½ cucharadita de bicarbonato de sodio

- 6 cucharadas de leche de coco al 60%

- aceite de coco virgen para cocinar

- Servir

- jamón crudo

- castañas cocidas

- miel de maple

Direcciones:

1. En un bol, mezcla la harina de castañas con la harina de coco y el bicarbonato.

2. Agregue los huevos y la leche de coco.

3. Mezcle bien para eliminar los grumos, hasta que la mezcla esté suave y homogénea.

4. Tome una cucharada colmada de cada panqueque de la mezcla y vierta en una sartén antiadherente sin teflón engrasada con aceite de coco.

5. Cuece la tortita por 12 minutos, luego con ayuda de dos espátulas voltea del otro lado y cocina por 1 minuto aproximadamente.

6. Continuar el proceso hasta que se agote la mezcla.

7. Disponer las tortitas en un plato y servirlas calientes con jamón crudo, o con castañas cocidas y sirope de arce.

Frittata Dolce Con Uvas

Ingredientes:

- 100 gr de uvas negras, blancas o tintas

- Ralladura de ½ limón

- Orgánico o sin tratar

- ½ cucharadita de canela molida

- 3 huevos, preferiblemente de pollo, de pastoreo

- 10 gramos de aceite de coco virgen

Direcciones:

1. Lava y seca las uvas. Cortar los más grandes por la mitad.
2. Poner las uvas en una sartén antiadherente con aceite, espolvorear con canela y ralladura

de limón, y cocinar a fuego lento durante unos 3 minutos.

3. En un tazón, bata los huevos con un batidor.

4. Vierta la mezcla de huevo sobre las uvas, cierre con una tapa y cocine a fuego lento durante 67 minutos o hasta que los huevos también se hayan cuajado en el centro.

5. Disponer la tortilla en un plato y servir.

Batido De Manzana

Ingredientes:

- 2 cucharadas de vinagre de sidra de manzana

- 2 cucharadas de aguacate

- ¼ de taza de agua

- 1 taza de manzana pelada, cortada

- ¼ taza de hielo

Direcciones:

1. Procesar todos los Ingredientes: en una licuadora y servir en vaso espolvoreado con canela en polvo.

Leche De Coco Egg Nog

Ingredientes:

- ½ cucharadita de nuez moscada, el suelo

- ½ cucharadita de extracto de vainilla

- ¼ taza de hielo

- 1 taza de leche de coco

- 4 yemas de huevo

- 1 cucharada de azúcar de palma de coco

- ½ cucharadita de clavo, suelo

Direcciones:

1. Tome todos los Ingredientes: en una licuadora y procese hasta que quede suave.
2. Verter en vaso y lo tienen como una comida completa.

Tortilla De Tocino Y Aguacate

Ingredientes:

- Un toque de salsa picante

- 4 huevos

- 1 cucharada de cilantro (picado)

- 1 pieza de aguacate (sin hueso)

- 2 cucharadas de cebolla roja (picada)

- 4 rebanadas de tocino

Direcciones:

1. Cocine el tocino hasta que se vuelva crujiente.
2. Mientras tanto, machaque la carne de aguacate hasta que quede suave pero no demasiado.
3. Una pequeña textura está bien.

4. Agregue cilantro y cebolla. Una vez que el tocino esté crujiente, escurra sobre una toalla de papel.

5. Agregue la mezcla de aguacate.

6. Bata y cocine los huevos en la sartén.

7. Prepare una tortilla y coloque la mitad de la mezcla de aguacate en el medio. Repita lo mismo en la otra tortilla.

8. Transfiera al plato y agregue la salsa picante si lo desea. ¡Servir y disfrutar!

Menemen

Ingredientes:

- ¼ cucharadita de pimienta negra

- ¼ cucharadita de comino (tierra)

- ¼ cucharadita de sal

- ¼ cucharadita de cúrcuma

- ¼ cucharadita de pimienta roja

- 3 huevos

- 1 cucharada de perejil

- 1 tomate de tamaño medio (en cubitos)

- 1 cucharada de aceite de oliva

- ¼ cebolla roja (en cubitos)

- ½ taza de pimiento en cubitos (verde)

- 1 diente de ajo machacado

Direcciones:

1. Usando una sartén grande, caliente el aceite y saltee el tomate, la cebolla y el pimiento.
2. Agregue el ajo picado más el comino, los copos de pimienta, la cúrcuma y la pimienta negra. Revuelva y cocine hasta que las verduras estén cocidas.
3. Mientras tanto, rompa y bata los huevos. Agregue la sartén y revuelva suavemente hasta que los huevos estén completamente incorporados. Tendrá una consistencia cremosa.
4. Cubra el plato con perejil, sirva caliente y ¡disfrútelo!

El Mejor Chile Básico De Paleo

Ingredientes:

- 1 libra de carne molida

- 1 cucharada de chile en polvo

- 1½ cucharaditas de comino molido

- 1 cucharadita de sal marina

- ½ cucharadita de pimienta negra recién molida

- 1 lata (28 onzas) de tomates triturados

- 2 cucharaditas de aceite de aguacate, ghee o aceite de coco

- 1 pimiento grande, picado

- 3 dientes de ajo, picados

Direcciones:

1. En una olla grande, calentar el aceite a fuego medio.

2. Cuando el aceite esté caliente añada el pimiento y el ajo, removiendo con frecuencia durante 2 o 3 minutos, hasta que los pimientos empiecen a ablandarse y el ajo esté fragante.

3. Añadir la carne picada, el chile en polvo, el comino, la sal y la pimienta, revolviendo ocasionalmente durante unos 5 minutos, hasta que la carne esté esté dorada.

4. Añadir los tomates y su jugo y cocinar a fuego lento durante 15 minutos.

5. Servir caliente. Refrigere las sobras en un recipiente hermético hasta 4 días.

Frittata Alta En Proteínas

Ingredientes:

- ½ cebolla pequeña, picada

- ½ taza de champiñones, en rodajas

- 2 tazas de hojas de espinaca baby

- 8 huevos grandes

- Pimienta negra recién molida, al gusto

- 1 cucharada de aceite de oliva

- 4 tiras sin curar, tocino sin nitrato, cocido y desmenuzado

Direcciones:

1. Precalienta el horno a 350 °F.
2. Calienta una sartén grande para horno a fuego medio y agrega el aceite de oliva y las verduras.

3. Saltea hasta que estén tiernos.

4. Retira de la sartén y reserva.

5. Bate los huevos en un tazón grande y agrega las verduras cocidas.

6. Sazona con pimienta negra recién molida. Vierte la mezcla en la sartén y pon en el horno.

7. Hornea durante 12 a 15 minutos o hasta que los huevos estén firmes al tacto.

8. Cubre con tocino desmenuzado y sirve inmediatamente.

Huevos Benedictos Estilo Paleo

Ingredientes:

- 1 rodaja de tomate

- 2 rodajas sin curar, tocino sin nitrato, cocido y desmenuzado

- 2 cucharadas de jugo de limón

- 1 diente de ajo

- 1 huevo grande

Direcciones:

1. Pimienta negra recién molida, al gusto
2. Pon el aguacate, el jugo de limón y el ajo en un procesador de alimentos y procesa hasta que quede suave y cremoso.
3. Escalfa el huevo en una olla con agua a fuego lento hasta que esté listo, aproximadamente 4 minutos.

4. Para servirlo, coloca el huevo encima de la rodaja de tomate y cubre con la salsa de aguacate y el tocino.

5. Sazona con pimienta negra recién molida.

Cazuela De Huevo Parauuno

Ingredientes:

- 5 hojas de espinacas, picadas

- 2 rodajas sin curar, tocino sin nitrato, cocido y desmenuzado

- Pimienta negra recién molida, al gusto

- 1 cucharada de aceite de coco

- 2 huevos grandes

- 2 brotes de brócoli, finamente picados

- ¼ de cebolla pequeña, picada

Direcciones:

1. Precalienta el horno a 350 °F. Bate los huevos en un tazón pequeño y mezcla las verduras y el tocino. Sazona con pimienta negra recién molida.

2. Engrasa un queso ramekin con aceite de coco y vierte el huevo.

3. Mezcla. Hornea durante 15 a 20 minutos hasta que la parte superior esté ligeramente dorada. Sirve inmediatamente.

Frappe De Té Verde, Uva Y Espinacas

Ingredientes:

- Espinacas tiernas 2 tazas, sin apretar

- Hielo 2 tazas O agua filtrada 1 taza

- Guarnición: racimos de 3 uvas

- Té verde fuerte enfriado 1 1/2 tazas

- Uvas verdes 3 tazas

Direcciones:

1. Coloque todos los Ingredientes:, excepto la guarnición, en una licuadora de alta potencia . Empezar en bajo,

2. y luego aumente la velocidad a alta. Mezcle hasta que esté espumoso.

Ensalada De Pollo Al Curry Paleo De Inspiración India

Ingredientes:

- 2 cucharadas. Leche de coco

- 3 cucharadas la pasta de curry verde

- 1/3 taza de pasas doradas

- 1/3 taza de tomates secos

- 1/3 taza de almendras picadas

- 1 pechuga de pollo precocida y enfriada 3 dientes de ajo picados

- 3 cebollas verdes picadas

- Sal y pimienta para probar

Direcciones:

1. Comience desmenuzando el pollo. Colóquelo en un tazón para mezclar.

2. A continuación, agregue la leche de coco, las cebollas, el ajo y la pasta de curry. Revuelva bien, asegurándose de cubrir el pollo.

3. A continuación, agregue las almendras, las pasas y los tomates secos. Revuelva bien.

4. Agregue sal y pimienta al gusto, y disfrute de la ensalada con verduras.

Ensalada De Pollo Con Cilantro Y Lima

Ingredientes:

- 2 aguacates cortados en cubitos

- jugo de 2 limas

- 6 cebolletas picadas

- 1 taza de cilantro picado

- 3 pechugas de pollo precocidas picadas 1 col picada

- 1 pepino en rodajas

- sal y pimienta al gusto

Direcciones:

1. Comience mezclando todos los Ingredientes: anteriores en un tazón grande para mezclar. ¡Disfrutar!

Capuchino De Calabaza Con Especias

Ingredientes:

- 1 cucharada de miel de acacia orgánica

- 1/4 cucharadita de canela en polvo

- 1/4 cucharadita de vainilla en polvo

- 1/4 cucharadita de jengibre en polvo

- 200 ml de café de achicoria

- 80 ml de leche de coco

- 3 cucharadas de puré de calabaza

Direcciones:

2. En una cacerola pequeña, mezclar el puré de calabaza con las especias, agregar el café de achicoria y calentar a fuego bajo.

3. Endulzar con la miel y verter en una taza.

4. Calentar la leche de coco y con un espumador de leche, o con una batidora de mano, mezclar la leche de coco hasta que forme una espuma suave.

5. Vertir la leche de coco sobre el café de achicoria y decorar con una pizca de canela molida. Servir caliente.

Cóctel De Sandía Y Fresas

Ingredientes:

- 1 cucharada de miel de acacia orgánica

- 1 Lima o limón

- 56 hojas de menta

- 500 g de pulpa de sandía

- 200 g de fresas

Direcciones:

1. Cortar la sandía en trozos pequeños y desechar las semillas.
2. Lavar las fresas, quitar los pecíolos y cortar en trozos.
3. Lavar y secar las hojas de menta. Exprimir la Lima o limón.

4. Poner en una licuadora las frutas con la miel, el jugo de lima o limón y las hojas de menta, activar las cuchillas y continuar hasta conseguir una mezcla homogénea.

5. Verter el coctel de frutas en copas y decorar con fresa, sandía y menta. Servir frío.

Flan De Calabaza Con Salsa De Chocolate Y Canela

Ingredientes:

- 2 cucharadas de miel de acacia orgánica

- 1/4 cucharadita de vainilla en polvo

- 3 g (1 cucharadita llena) de agar en polvo

- 50 gr de chocolate negro 85% cacao

- 1/2 cucharadita de canela molida

- 10 gr de aceite de coco virgen

- 500 ml de leche de coco

- 200 g de pulpa de calabaza cocida

- 2 yemas de huevo

Direcciones:

1. En una licuadora o con una batidora de inmersión, mezclar la carne de calabaza cocida con la leche de coco, las yemas de huevo, la miel, la vainilla en polvo y el agar agar.
2. Verter la mezcla en una cacerola y poner a hervir durante 23 minutos, revolviendo constantemente con un batidor.
3. Verter la mezcla en el molde de budín y refrigerar para solidificar durante al menos 3 horas.
4. Preparar la salsa de chocolate: derretir en una cacerola a fuego lento el chocolate con aceite de coco y canela.
5. Retirar el pudín de los moldes y decorar con la salsa de chocolate y canela.

Crema De Aguacate Con Peras Y Caviar De Chocolate

Ingredientes:

- Jugo de medio limón

- Jugo de media naranja

- Caviar de chocolate

- 200 g de pulpa de aguacate madura

- 250 g de pulpa de pera

Direcciones:

1. Cortar en trozos pequeños la pera y el aguacate, poner en una licuadora junto con el jugo de naranja y limón, accionar la licuadora hasta obtener una crema homogénea.

2. Distribuir la crema en las copas y decorar con caviar de chocolate.

Huevos Con Moras Y Duraznos

Ingredientes:

- 67 moras frescas

- ¼ de aguacate, sal fina

- 2 cucharaditas de avellanas picadas

- 1 rebanada de tocino fresco

- 1 durazno de pulpa amarilla o blanca

Direcciones:

1. Pelar el melocotón, cortarlo en cuartos, descorazonar y trocear.
2. Lava las moras. Pelar el aguacate y cortar la pulpa en rodajas.
3. En una sartén antiadherente, cocine el tocino hasta que esté dorado.

4. En la misma sartén utilizada para el tocino, cocine los huevos en la grasa que suelta el tocino.

5. Coloque los huevos y el tocino en un plato y sazone con 1 pizca de sal.

6. Añadir la macedonia de frutas, espolvorear con avellanas picadas y servir.

Salmón Ahumado Con Huevos Strapazzate Noruego

Ingredientes:

- 1 cucharada de leche de coco al 60 %.

- 1 pizca de sal fina

- 1 cucharadita de vinagre de sidra de manzana

- 1 cucharada de aceite de oliva virgen extra

- 1 ramita de eneldo

- 10 gramos de aceite de coco virgen

- 80 gr de salmón salvaje ahumado

- 12 huevos

- ½ cucharada de alcaparras saladas

- 23 rábanos

Direcciones:

1. Poner las alcaparras en un bol y cubrir con agua para desalar durante unos 10 minutos.

2. Escurrir y reservar. Prepara la vinagreta: vierte en un bol el vinagre de sidra de manzana, añade el aceite de oliva virgen extra y mezcla bien hasta conseguir una emulsión fluida.

3. En un bol, batir los huevos con la leche de coco y una pizca de sal con unas varillas o un tenedor.

4. Caliente el aceite de coco en una sartén antiadherente.

5. Vierta los huevos batidos y revuelva continuamente con una cuchara de madera, durante unos 23 minutos o hasta que los huevos alcancen la consistencia deseada.

6. Disponer el salmón ahumado y los huevos revueltos en un plato.

7. Adorne con alcaparras, rodajas de rábano y tallos de eneldo.

8. Sazonar el salmón con la vinagreta y servir.

Calabaza Y Plátano Smoothie

Ingredientes:

- 2 cucharadas de coco rallado

- 1 plátano pequeño

- 4 cucharaditas de canela

- ¼ taza de hielo

- 1 taza de leche de almendras

- 2 cucharadas de calabaza

Direcciones:

1. Mézclese todo junto en una licuadora hasta que quede suave.

Energy Drink Pera

Ingredientes:

- ½ plátano congelado

- Vainilla 1 taza de leche de coco

- ½ cucharadita de canela

- 2 peras

- 1 taza de col rizada

Direcciones:

1. Mezcle todos los Ingredientes: en una licuadora y disfrute!

Magdalenas Paleolíticas

Ingredientes:

- ¼ cucharadita de sal marina

- 1 cucharadita de polvo de hornear

- ½ taza de harina de coco

- ½ taza de frutas congeladas (se puede utilizar cualquiera de sus frutas favoritas)

- 6 huevos

- 6 cucharadas de aceite de coco

- 1 cucharadita de extracto de vainilla

Direcciones:

1. Precaliente el horno a 400 grados.
2. Combine todos los Ingredientes: excepto las frutas congeladas. Mezcle bien.

3. Vierta la mezcla en los moldes y hornee durante unos 15 minutos.

4. Usted puede saber si las magdalenas estan bien cocidas si se coloca un palillo en el centro y cuando sale, está limpio.

5. Deje reposar antes de servir. ¡Disfrute!

Cazuela De Salchicha

Ingredientes:

- 1 pimiento en cubitos

- 1/3 taza de leche de coco o leche de almendras

- 3 dientes de ajo picado

- 2 cebollas verdes en rodajas finas

- Pimienta y sal

- 1 lb de salchicha italiana

- 2 piezas de batatas en cubos

- 8 huevos

- 1 cebolla picada

- Aceite de coco o mantequilla para cocinar

Direcciones:

1. Precaliente el horno a 375 grados F.

2. Caliente el aceite en una sartén a fuego medio a fuego alto y luego añada las salchichas.

3. Desmigue las salchichas mientras se están cocinando.

4. Una vez cocidas, transfiéralas en un recipiente de tamaño grande. Deje de lado.

5. Añada el ajo, el pimiento y la cebolla en la misma sartén.

6. Cocine durante unos 45 minutos a fuego medio.

7. Póngalos en el bol con las salchichas y mezcle con las patatas dulces.

8. Vierta la mezcla en un molde para hornear.

9. En un recipiente aparte, bata los huevos, pimienta, sal y leche de almendras.

10. Vierta sobre la mezcla de patata dulce y salchichas.

11. Hornee durante unos 20 minutos.

12. Cubra con las cebollas verdes. Sirva caliente.

Huevos Revueltos Con Lox

Ingredientes:

- 2 onzas de salmón ahumado, picado

- Pimienta negra recién molida, al gusto

- 1 tomate grande, rebanado

- 1 cucharadita de alcaparras

- 1 cucharada de aceite de oliva

- 1/2 cebolla roja pequeña, cortada en cubitos

- 3 huevos grandes

- 1 cucharada de perejil fresco picado

Direcciones:

1. Calienta el aceite de oliva en una sartén mediana a fuego medio y agrega la cebolla.
2. Cocina hasta que esté suave.
3. Bate los huevos en un tazón pequeño y agrega el salmón.
4. Sazona con pimienta negra recién molida.
5. Vierte la mezcla de huevo sobre la cebolla y revuelve hasta que esté cocido.
6. Para servir, cubre la rodaja de tomate con los huevos y decora con alcaparras y perejil.

Pollo Con Papas Dulces Hash Brown

Ingredientes:

- 4 muslos de pollo, cocidos, carne arrancada de huesos y picada o rallada

- 1 cucharadita de orégano seco

- 1 cucharadita de tomillo seco

- 2 camotes, pelados y cortados en cubitos

- 2 cucharadas de aceite de oliva

- ½ cebolla pequeña, cortada en cubitos

- Pimienta negra recién molida, al gusto

Direcciones:

1. Ya sea en un microondas o en un vaporizador, cocina al vapor las batatas hasta que estén tiernas y se puedan perforar fácilmente con un tenedor.

2. Divide por la mitad y pisa una mitad con un tenedor o un machacador de papas.

3. En una sartén grande, calienta el aceite de oliva a fuego medioalto.

4. Añade cebolla y cocina hasta que esté tierno. Agrega el pollo y las especias, excepto la pimienta, y combina.

5. Agrega las dos mezclas de batatas a la sartén y combina la mezcla a fondo. Sazona con pimienta negra recién molida.

6. Continúa cocinando hasta que esté dorado en la parte inferior, luego voltéalo para cocinar el otro lado hasta que esté dorado. Rompe en trozos pequeños y sirve.

Muffins De Paleo

Ingredientes:

- ½ pimiento verde, cortado en cubitos

- ½ pimiento rojo, cortado en cubitos

- 8 huevos grandes

- 1 cucharadita de aceite de coco

- ½ cebolla mediana, picada

- 1 taza de brócoli finamente picado

- Pimienta negra recién molida, al gusto

Direcciones:

1. Precalienta el horno a 400 °F. Engrasa un molde para muffins con aceite de coco.

2. Mezcla los vegetales en un tazón grande y divídelos por igual entre los moldes para muffins.

3. Bate los huevos en un tazón grande.

4. Sazona con pimienta negra recién molida.

5. Vierte la mezcla sobre los vegetales en el molde para muffins.

6. Hornea por 15 a 20 minutos, o hasta que las tapas estén doradas.

7. Afloje con un cuchillo alrededor de los bordes y enfría antes de servir.

Batido De Coco, Mango Y Zanahoria

Ingredientes:

- Zumo de lima recién exprimido 2 cucharadas

- Agua filtrada 1 taza

- Hielo 2 tazas O agua filtrada 1 taza

- Decoración: rodajas de lima

- Mangos medianos, pelados y sin hueso 2 de cada uno

- Zanahoria pequeña, pelada 1 cada uno

- Coco rallado sin azúcar 2 cucharadas

Direcciones:

1. Coloque todos los Ingredientes:, excepto la guarnición, en una licuadora de alta potencia . Empezar en bajo,

2. Y luego aumente la velocidad a alta. Mezclar hasta que esté suave.

Batido De Limón Y Arándanos

Ingredientes:

- Plátano mediano 1 cada uno

- Jugo de limón recién exprimido 2 cucharaditas

- Ralladura de limón finamente rallada 1 cucharadita

- Hojas medianas de repollo rojo, sin tallo 2 cada una

- Hielo 1 taza O agua filtrada 1/2 taza

- Arándanos frescos 2 tazas

- Leche de almendras sin azúcar 1 1/2 tazas

- Decoración: arándanos

Direcciones:

1. Coloque todos los Ingredientes:, excepto la guarnición, en una licuadora de alta potencia . Empezar en bajo,

2. Y luego aumente la velocidad a alta. Mezclar hasta que esté suave.

Agua De Coco Y Frambuesas

Ingredientes:

- 2 cubitos de hielo

- Pinchos de madera

- 46 frambuesas frescas

- 200 ml de agua de coco

- Zumo de 1 limón

- 30 g de frambuesas frescas

Direcciones:

1. Licuar las frambuesas, luego pasar por un colador para eliminar las semillas.
2. Mezclar el agua de coco con el jugo de limón y la pulpa de frambuesa.
3. Vertter el agua de coco en vasos y decorar con mini brochetas de frambuesa.

4. Servir frío, con cubos de hielo.

Batido De Aguacate Con Cúrcuma Y Leche De Coco

Ingredientes:

- 1/4 cucharadita de vainilla en polvo

- 100 g de pulpa de aguacate maduro (aproximadamente 1/2 aguacate)

- 1 cucharada de aceite de coco o aceite de aguacate

- 2 cucharadas de miel de acacia orgánica

- 1 pizca de pimienta negra

- 150 ml de leche de coco

- 1 cucharadita de cúrcuma

- 1/2 cucharadita de canela molida

Direcciones:

1. Coloca todos los Ingredientes: en una licuadora y acciona las cuchillas hasta obtener una crema suave y homogénea.

Crème Brûlée Con Lavanda

Ingredientes:

- 2 porciones individuales de mantequilla de cacao

- 2 cucharaditas de flores de lavanda

- 3 yemas de huevo

- 2 cucharadas de miel orgánica de acacia

- 400 ml de leche de coco

Direcciones:

1. Pon a hervir a fuego suave la leche de coco con la manteca de cacao y las flores de lavanda; luego apagar el fuego, cubrir la sartén y dejar infusionar hasta que la mezcla se enfrie.

2. En un bol batir las yemas con la miel hasta que la mezcla quede esponjosa.

3. Colar la leche de coco para eliminar las flores y verter sobre la mezcla de huevo y miel, mezclando rápidamente.

4. Llenar con la mezcla 5 moldes pequeños (de 150 ml) para horno y luego colocarlos en una fuente que contenga agua para cocinar a baño María. Cocer en el horno a 180° durante 3040 minutos.

5. Colocarlos en la parrilla unos 2 minutos para conseguir el efecto de la crema quemada.

6. Refrigerar durante al menos 2 horas.

Natilla Con Leche De Coco

Ingredientes:

- 2 cucharadas de miel orgánica del acacia

- ralladura de 1 limón orgánico

- 30 g de arrurruz

- 3 yemas de huevo

- 400 ml de leche de coco

Direcciones:

1. Diluir el arrurruz con 23 cucharadas leche de coco y apartar.
2. En un bol mezclar las yemas de huevo con la miel hasta que la mezcla se vuelva más ligera en color, luego añadir el arrurruz diluido.
3. En una sartén calentar la leche de coco restante con la ralladura de limón.

4. Combinar la leche de coco con los huevos, poner a hervir durante 23 minutos, revolviendo constantemente con una cuchara para evitar los grumos, hasta obtener una crema de la densidad correcta.

5. Quitar la cáscara de limón y dejar que se enfríe.

Huevos Al Horno En Aguacate

Ingredientes:

- 40 gr de panceta de cerdo fresca,

- 2 pizcas de orégano seco

- 45 hebras de cebollino

- 1 aguacate, 2 huevos

- 1 pizca de sal atlántica entera

Direcciones:

1. Cortar el aguacate por la mitad a lo largo y quitar el corazón.

2. Con una cuchara, amplíe la cavidad quitando aproximadamente 1 cucharada de pulpa para crear una cavidad más grande.

3. Coloque la mitad del aguacate en una bandeja para hornear apretada para que estén uno al lado del otro.

4. Pelé suavemente un huevo en cada mitad.

5. Hornear en horno estático precalentado a 220°C durante 1215 minutos.

6. Mientras tanto, prepara la panceta: corta las lonchas en tiras y luego en cuadrados.

7. Coloque el tocino en una sartén antiadherente o una sartén de hierro fundido y cocine hasta que esté dorado.

8. Retire los aguacates del horno, sazone con sal y agregue el tocino y el orégano. Servir.

Crepes Bretones Completos

Ingredientes:

- 1 pizca de pimienta negra

- 23 hebras de cebollino

- aceite virgen de coco

- Para el relleno, 1 huevo

- 1 rebanada de jamón crudo

- 1 pizca de sal marina

- integral del Atlántico

Direcciones:

1. Calienta una sartén engrasada con aceite de coco o manteca de cerdo, preferiblemente una crepe de fondo plano, y vierte la cantidad necesaria para cubrir el fondo de la sartén en una capa delgada para cada panqueque.

2. Con un movimiento giratorio de la muñeca, gire la sartén para distribuir la masa uniformemente por la superficie.

3. Cocine durante 23 minutos o hasta que comiencen a formarse burbujas y los bordes de los crepes se curvan ligeramente.

4. En ese momento, se puede levantar fácilmente con una espátula y voltear hacia el otro lado.

5. Mientras la crêpe se cocina por el otro lado, empieza a rellenar: coloca la loncha de jamón crudo sobre la crêpe y casca el huevo en el centro.

6. Dobla los cuatro lados de las crepas hacia el centro para formar un cuadrado.

7. Sazone con una pizca de sal y pimienta.

8. Tapar con una tapa para acelerar la cocción del huevo, seguir cocinando a fuego mediobajo, y cuando la clara esté cocida retirar del fuego.

9. Espolvorear las crepes bretonas con el cebollino picado y servir.

Crema De Aguacate

Ingredientes:

- ¾ de taza de agua

- ¼ taza de hielo

- ½ taza de trozos de piña

- 5 cucharadas de aguacate

Direcciones:

1. Procesar todos los Ingredientes: en una licuadora hasta que quede suave.

Calabaza Crema

Ingredientes:

- 3 cucharadas de aguacate

- ½ taza de agua

- ¼ taza de hielo

- ½ taza de calabaza cocida al horno

- ½ cucharadita de canela

Direcciones:

1. Mezcle todos los Ingredientes: en una licuadora y agregar edulcorante si lo desea.
2. Se puede utilizar cualquier fruta para este propósito.

Gofres De Chocolate

Ingredientes:

Para la masa de los gofres

- ½ cucharadita de vainilla

- ½ cucharadita de bicarbonato de sodio

- ¼ taza de pepitas de chocolate

- 4 cucharadas de polvo de cacao

- 4 huevos

- 4 cucharadas de harina de coco

- 1 taza de puré de manzana

- 1 taza de harina de almendra

- ¼ cucharadita de sal marina

Para la salsa de chocolate:

- 2 cucharadas de aceite de coco

- ¼ taza de pepitas de chocolate

Direcciones:

1. Prepare la mezcla de gofres mezclando todos los Ingredientes: en un tazón. Mezcle hasta que se combine bien.
2. Encienda la plancha de gofres en alto, luego vierta suficiente mezcla y cocínela durante aproximadamente 4 a 5 minutos. Repita todo el procedimiento.
3. Mientras tanto, coloque las pepitas de chocolate y el aceite de coco en una olla pequeña.
4. A fuego lento, derrita y bata el chocolate para combinar completamente.
5. Vierta el jarabe de chocolate sobre los gofres cocidos. ¡Servir y disfrutar!

Huevos Al Horno Con Tocino

Ingredientes:

- 1 taza de crema de leche

- 8 lonchas de tocino (cocinado y desmenuzado)

- Pimienta y sal

- 2 cucharadas de mantequilla

- 4 huevos grandes

- 1 taza de queso cheddar (rallado)

Direcciones:

1. Precaliente su horno a 350 grados.
2. Extienda un poco de mantequilla en 4 pequeños moldes de cerámica o vasos pequeños.
3. Rompa los huevos en los moldes.

4. Cubra los huevos con ¼ taza de crema calentada y ¼ de taza de queso. Sazone con pimienta y sal.

5. Coloque los moldes en una sartén y llénelos con agua, lo suficiente como para convertirse en la mitad de los lados de los moldes.

6. Hornee por unos 15 minutos o hasta que el queso se derrita completamente y los blancos de los huevos estén listos.

7. Desmiga unas rebanadas de tocino encima de cada huevo. ¡Sirva caliente y disfrute!

Carne Con Salsa Chimichurri

Ingredientes:

- 2 dientes de ajo

- ¼ taza de aceite de oliva

- ¼ cucharadita de sal

- ¼ cucharadita de pimienta

- Una libra de filete de ternera (elija la parte de solomillo)

- ½ taza de perejil (hoja plana)

- 1 taza de rúcula

- ½ cucharadita de pimienta roja

- 2 ½ cucharadas de vinagre (vino blanco)

Direcciones:

1. Caliente su parrilla a fuego medio a alto.

2. Condimente el filete con pimienta y sal.

3. Mientras tanto, use su procesador de alimentos, combine otros Ingredientes: para hacer la salsa. Deje de lado.

4. Ase su filete alrededor de 2 a 3 minutos en cada lado hasta que esté carbonizado.

5. Transfiera al plato y déjelo reposar durante aproximadamente 5 minutos.

6. Sirva el filete con la salsa. ¡Disfrute!

Batido De Romero Y Uva

Ingredientes:

- Hielo 1 taza O agua filtrada 1/2 taza

- Decoración: ramitas de romero fresco

- Uvas rojas 4 tazas

- hojas de romero fresco 1 cucharadita

- Manzanas rojas 2 cada una

Direcciones:

1. Coloque todos los Ingredientes:, excepto la guarnición, en una licuadora de alta potencia . Empezar en bajo,

2. Y luego aumente la velocidad a alta. Mezclar hasta que esté suave.

Batido De Cúrcuma Y Mango

Ingredientes:

- Leche de almendras sin azúcar 2 tazas

- Hielo 2 tazas O agua filtrada 1 taza

- Decoración: rodajas de lima

- Mango mediano, pelado y sin hueso 2 de cada uno

- Cúrcuma molida 1/2 cucharadita

- Jugo de limón 2 cada uno

- Dátiles 8 cada uno

Direcciones:

1. Coloque todos los Ingredientes:, excepto la guarnición, en una licuadora de alta potencia . Empezar en bajo,

2. Y luego aumente la velocidad a alta. Mezclar hasta que esté suave.

Ensalada De Pollo A Base De Col De Bruselas

Ingredientes:

- ½ taza de uvas picadas

- 1 cebolla blanca picada

- Aderezo ingredientes:1 cda. Mostaza marrón 2 cdas. Vinagre de sidra de manzana 1 cda.

- Miel

- 1 ½ cucharada aceite de oliva

- ½ cucharadita sal marina

- 2 pechugas de pollo precocidas picadas 2 tazas de coles de bruselas ½ manzana verde

- ½ taza de almendras picadas

- ½ cucharadita pimienta negra

Direcciones:

1. Comience cortando las coles de Bruselas por la mitad. Haz esto, una vez más, con el verde.

2. manzana antes de cortarla en trozos más pequeños, como cerillas.

3. Rebana también las uvas, junto con las almendras y la cebolla.

4. Picar el pollo y juntar todos los Ingredientes: en un tazón grande.

5. Aparte, junte todos los Ingredientes: del aderezo en un tazón pequeño.

6. Revuelve los Ingredientes: hasta que estén suaves. Vierta esta mezcla sobre el Bruselas brotes y mezcle bien la ensalada.

7. ¡Disfrutar!

Ensalada De Pollo Paleo A Base De Aguacate

Ingredientes:

- 2 cucharadas. Jugo de lima

- 3 cucharadas cilantro

- Sal y pimienta al gusto

- 3 pechugas de pollo sin piel y sin hueso, precocidas y desmenuzadas 1/3 en cubitos

- Cebolla

- 1 aguacate cortado en cubitos

Direcciones:

1. Reúna todos los Ingredientes: anteriores y mezcle bien, asegurándose de machacar el aguacate sobre la marcha.
2. Disfruta de esta receta muy sencilla.

Leche De Coco Con Cúrcuma

Ingredientes:

- 1 ramita de canela o 1/2 cucharadita de canela en polvo

- 1/4 cucharadita de vainilla en polvo

- 2 cucharaditas de miel de acacia orgánica

- 1 cucharada de aceite de coco virgen

- 400 ml de leche de coco o leche de almendras sin azúcar o aditivos

- 2 cucharaditas polvo de cúrcuma

- 1/2 cucharadita de jengibre en polvo

- 4 pizcas de pimienta negra molida

Direcciones:

1. Vierte todos los Ingredientes: excepto la miel y la cúrcuma en una olla pequeña y ponla a hervir, luego reduce el fuego y continua la cocción durante 12 minutos para que las especias suelten sus aromas.

2. Filtra la bebida con un colador para eliminar los residuos de las especias, añade la miel y la cúrcuma en polvo y mezclar bien.

3. Servir caliente o frío.

Leche De Almendras Con Anís

Ingredientes:

- 1 pedazo de canela en rama

- 1 cucharada de semillas de anís

- 200 ml leche de almendras, libre de azúcar y sin aditivos

Direcciones:

1. Hacer hervir durante 2 minutos la leche de almendras con las especias.
2. Filtrar la bebida y servir caliente.

Frittata Dolce Persa

Ingredientes:

- ¼ de cucharadita de canela molida

- ¼ de cucharadita de jengibre en polvo

- 1 cucharada de pistachos naturales

- 10 gramos de aceite de coco virgen

- 3 huevos, preferiblemente de pollo

- pastar

- 3 dátiles medjool deshuesados

- 1 cucharada de leche de coco

- 2 cucharadas de agua corriente

Direcciones:

1. En un bol, bate los huevos con la leche de coco y el agua, la canela y el jengibre hasta que quede esponjoso.

2. Calentar el aceite en una sartén antiadherente, añadir los dátiles cortados por la mitad y dejar ablandar unos 2 minutos.

3. Luego vierta los huevos y cocine por unos 5 minutos o hasta que la base y los bordes estén cocidos y dorados, mientras que el centro debe permanecer ligeramente cremoso.

4. Cuando empiece a cuajar por los bordes, tapar con una tapa y comprobar de vez en cuando que no pase de cocción.

5. Con una espátula doblar la tortilla sobre sí misma formando una media luna, dejando unos segundos en la sartén para que se consolide.

6. Disponer la tortilla en un plato y espolvorear con canela molida, espolvorear con pistachos picados y servir caliente.

Bowl Liso Con Aguacate

Ingredientes:

- 1 dátil Medjool sin hueso

- 60ml de leche de coco al 60%

- Para decorar

- 1012 arándanos

- 23 rodajas de durazno

- Bayas de grosella roja o frambuesas

- 2 higos frescos o 2 ciruelas

- 100 gr de pulpa de aguacate maduro

- 1 durazno

- 1 puñado de espinacas baby

- hojuelas de coco

Direcciones:

1. Pelar el melocotón, despojarlo del hueso y cortarlo en trozos pequeños.

2. Coloque la pulpa en un recipiente apto para congelador y colóquelo en el congelador durante la noche.

3. Pela el aguacate y córtalo en trozos pequeños.

4. Pon el aguacate y el durazno congelado, la miel y la espinaca lavada en el procesador de alimentos o licuadora de alta potencia.

5. Opere las cuchillas a baja velocidad hasta obtener una mezcla espesa y cremosa homogénea.

6. Luego agrega la leche de coco y reactiva para mezclar bien la mezcla. Vierta la mezcla en un bol y decore a su gusto con rodajas de melocotón, arándanos frescos, higos frescos, grosellas y copos de coco. Servir inmediatamente.

Spearmint Nib Cacao

Ingredientes:

- ½ cucharadita de extracto de vainilla

- 1 cucharada de granos de cacao

- 23 gotas de aceite de menta verde

- 4 oz de leche de coco

- 2 cucharadas de cacao en polvo sin azúcar

- 1 plátano congelado

- 1 taza de agua fría

- 23 hojas de menta fresca

Direcciones:

1. Procesar todos los Ingredientes: en una licuadora excepto el agua y añadir agua de vez

en cuando cuando debe llevar el batido hasta obtener una consistencia deseada.

Filetes De Hamburguesa Con Salsa De Champiñones

Ingredientes:

- ½ cucharadita de pimientos

- 2 cucharadas de vinagre de sidra de manzana

- 1 taza de cebolla picada

- 8 onzas de champiñones frescos (rodajas)

- 1 taza de caldo de carne

- 1 lata de leche de coco

- 2 cucharadas de polvo de arrurruz

- 2 cucharadas de grasa de tocino (o puede utilizar otra grasa para cocinar)

- 2 cucharadas de mantequilla

- 1 libra de carne molida

- 3 cucharadas de perejil fresco

- 3 cucharadas de ajo picado

- 1 cucharada de cebolla en polvo

- 1 cucharada de ajo en polvo

- ½ cucharadita de sal marina

Direcciones:

1. Usando un tazón de mezclar de gran tamaño, combinar la carne picada, el ajo y todos los Ingredientes: de condimentos secos. Mezclar bien y formarlos para empanadas.

2. En una olla aparte, derrita la grasa de tocino y comience a calentar las empanadas de carne en ambos lados, 2 minutos cada lado. Dejar de lado.

3. Reduzca el calor y derrita la mantequilla. Agregue los champiñones y las cebollas constantemente revolviendo durante

aproximadamente 59 minutos hasta que los champiñones estén tiernos. Vierta el caldo de carne, el vinagre de sidra de manzana y la leche de coco.

4. Mientras tanto, disuelva el polvo de arrurruz con agua y revuelva bien.

5. Mezcle con la mezcla de salsa y continúe cocinando a fuego lento durante unos 20 minutos.

6. Agregue las empanadas de carne de res en la salsa y cocine a fuego lento otra vez durante otros 20 minutos hasta que la salsa absorba su sabor con las hamburguesas.

7. Transfiera al plato y agregue salsa en la parte superior.

8. Adorne con perejil picado. ¡Servir y disfrutar!

Salmón Asiático Glaseado Con Miel

Ingredientes:

- ½ cucharadita de jugo de limón

- 2 piezas de (6 onzas) de filetes de salmón

- 1 cucharada de aceite de coco

- 1 cucharada de cilantro picado

- 2 cucharadas de miel

- 2 cucharadas de aminoácidos de coco

- 1 cucharadita de vinagre de sidra de manzana

- ½ tamaño de jengibre fresco rallado

- semillas de sésamo para decorar

Direcciones:

1. Precaliente su horno a 400 grados.

2. Usando un tazón pequeño, combine la miel, vinagre, aminoácidos de coco, jugo de lima y jengibre. Esta es la mezcla de glaseado de miel. Deje de lado.

3. Derrita el aceite de coco usando una bandeja para horno segura. Cocine el salmón con la piel hacia arriba. Cocine durante 34 minutos hasta que se vuelva marrón.

4. Rocíe usando la mitad de la mezcla de glaseado de miel. Haga estallar la

5. Sartén dentro del horno y hornee durante aproximadamente 56 minutos o hasta que el salmón se cocine de acuerdo a su preferencia.

6. Retire del horno y transfiera a un plato de servir.

7. Rocíe el glaseado de miel restante en la parte superior.

8. Espolvoree con semillas de sésamo y cilantro.

9. ¡Servir y disfrutar!

Lasaña

Ingredientes:

Para la salsa marinara

- 1 cucharadita de sal

- 7 tazas de tomates (alrededor de 10 tomates; en cubitos)

- ½ cucharadita de miel cruda

- ¼ taza de aceite de oliva

- 1 cebolla pequeña (en cubitos)

Para el relleno de carne

- ½ cucharadita de pimienta

- 18 piezas de hojas de albahaca

- 1 cucharada de aceite de oliva

- ½ cebolla pequeña (en cubitos)

- 1 libra de carne molida de pavo

Para la salsa de queso

- ¼ cucharadita de sal

- ½ taza de leche de coco

- 1 huevo

- 4 calabacines medianos (en rodajas finas)

- ½ cucharadita de aceite de oliva

- ¼ cebolla pequeña (picada)

- ½ calabaza de verano (picada)

- ½ cucharadita de ajo (picado)

Direcciones:

1. En una olla grande, caliente el aceite de oliva
   a fuego medioalto.

2. Saltee las cebollas y agregue la sal durante aproximadamente 2 minutos.

3. Agregue el ajo y saltee de nuevo por otros 30 segundos.

4. Una vez que el ajo se vuelva fragante, agregue la miel y los tomates y reduzca el calor.

5. Deje cocinar durante unos 20 minutos o hasta que la salsa se espese. Sazone al gusto.

6. Para preparar el relleno de carne, en otra sartén, caliente el aceite de oliva a fuego medioalto. Cocine el pavo durante aproximadamente 2 minutos. Agregue sal, cebolla y pimienta. Continúe cocinando hasta que el pavo esté bien cocido. Retire del fuego y agregue las hojas de albahaca. Deje de lado.

7. Para preparar la salsa de queso, necesita una cacerola pequeña.

8. Caliente el aceite de oliva a fuego medioalto.

9. Sofría la calabaza de verano, las cebollas, el ajo y la sal durante unos 34 minutos hasta que las cebollas estén translúcidas.

10. Agregue ¼ de taza de leche de coco y lleve a ebullición.

11. Cocine a fuego lento durante aproximadamente 2 minutos o hasta que la mitad del líquido se absorba completamente.

12. Usando una licuadora, vierta la mezcla y mezcle bien agregando ¼ de taza de leche de coco.

13. Mezcle bien hasta que esté muy suave. Agregue el huevo y mezcle de nuevo.

14. Asegúrese de que esté bien mezclado.

15. Para ensamblar la lasaña, engrase el interior de una olla de cocción lenta.

16. Cubra el fondo con ¾ taza de salsa marinara y extienda la salsa de manera uniforme.

17. Ponga alrededor de 5 "rebanadas / fideos" de calabacín encima de la salsa marinara.

18. Coloque una capa de "salsa de queso" encima del calabacín y ponga una cantidad generosa de relleno de pavo. Vuelva a colocar una cuchara alrededor de ½3/4 taza de salsa marina sobre el relleno de pavo.
19. Extienda de manera uniforme. Repita el mismo proceso hasta que la primera porción termine con la salsa marinara.
20. Cubra y cocine por alrededor de 1 ½ horas a fuego alto.
21. Retire la tapa y vierta el exceso de líquido en la superficie.
22. El calabacín también producirá una pequeña cantidad de líquido. Coloque el exceso de líquido en una bandeja poco profunda.
23. Llevar a ebullición el exceso de líquido.
24. Cocine a fuego lento alrededor de 57 minutos hasta que la salsa se vuelva espesa y cremosa.
25. Vierta la salsa reducida en la parte superior de la lasaña dentro de la olla de cocción lenta.

26. Coloque la lasaña en un plato. ¡Sirva caliente y disfrute!

Brócoli Picante Bloody Mary

Ingredientes:

- Floretes pequeños de brócoli 1/2 taza

- Salsa picante amigable con Paleo 2 cucharadas

- Hielo 2 tazas O agua filtrada 1 taza

- Sal marina y pimienta recién molida al gusto

- Guarnición: rodajas de limón y tallos de apio

- Tomates roma grandes , sin corazón 6 cada uno

- Rábano picante fresco rallado 1/2 cucharadita

- Jugo de limón 2 cada uno

Direcciones:

1. Coloque todos los Ingredientes:, excepto la guarnición, en una licuadora de alta potencia . Empezar en bajo,

2. y luego aumente la velocidad a alta. Mezclar hasta que esté suave.

Licuado De Guacamole Picante

Ingredientes:

- Hojas de cilantro fresco 1/2 taza, sin apretar

- Agua filtrada 2 tazas

- Roma grandes , sin corazón 1/2 cada uno

- Hielo 1 taza O agua filtrada 1/2 taza

- Sal marina al gusto

- Aguacates grandes 2 cada uno

- Chiles serranos pequeños, sin semillas 2 cada uno

- Rodaja de cebolla (1/8 de pulgada de grosor) 1 cada uno

- Jugo de limón 2 cada uno

- Guarnición: rodajas de tomate y ramitas de cilantro

Direcciones:

1. Coloque todos los Ingredientes:, excepto la guarnición, en una licuadora de alta potencia . Empezar en bajo,
2. y luego aumente la velocidad a alta. Mezclar hasta que esté suave.

Ensalada De Pollo Y Manzana Inspiración Paleo

Ingredientes:

- 1 manzana picada

- ½ cucharadita pimienta de Jamaica

- 4 cucharadas aceite de coco

- 1 cucharada. miel de maple

- 2 pechugas de pollo

- 1 cebolla picada

- 2 cucharadas. salvia picada

Direcciones:

1. Comience mezclando la salvia, la manzana, el aceite de coco, la cebolla y el pimienta de Jamaica en una sartén.
2. Cocine los Ingredientes: durante seis minutos, hasta que las cebollas estén se volvió claro.

3. En este momento, agregue el jarabe de arce.

4. Corta las pechugas de pollo en trozos pequeños y fáciles de comer.

5. Añadir estos a la mezcla, y cocine por diez minutos.

6. El pollo debe quedar bien hecho.

7. ¡Sirve este picadillo de pollo con una verdura de la huerta y disfruta!

Sopa De Pollo Y Vegetales Paleo Lazy Day

Ingredientes:

- 1 taza de tomates cortados en cubitos

- 3 costillas de apio en rodajas

- 3 hojas de laurel

- 3 ramitas de tomillo

- 7 tazas de caldo de pollo

- 4 dientes de ajo picados

- 2 cucharadas. manteca

- ½ cucharadita sal marina

- 2 tazas de pollo precocido desmenuzado 1 puerro rebanado

- 1 1/3 taza de coliflor picada 1 pimiento picado

- 4 zanahorias picadas

- 1 cebolla picada

- 3 calabacines en rodajas

- ½ cucharadita pimienta negra

Direcciones:

1. Comience derritiendo el ghee en una olla grande a fuego medioalto.

2. Agrega el ajo, la cebolla, el puerro y el pollo precocido y deja que se cocinen en la grasa durante aproximadamente seis minutos.

3. La cebolla debe estar tierna.

4. A continuación, administre las verduras restantes, el tomillo, las hojas de laurel y el caldo de pollo.

5. Permita que la mezcla hierva antes de encender el fuego a mediobajo y deje que hierva a fuego lento durante veintidós minutos.

6. Revuelva cada pocos minutos.

7. Sazone la mezcla con la sal y la pimienta. ¡Disfruta de la sopa durante toda la temporada de invierno!

Piña Colada Smoothie

Ingredientes:

- 20 gr de cáscaras de coco rallado

- 2 pedazos de piña fresca

- 250 ml de leche de coco

- 150 gr de piña fresca picada

Direcciones:

1. Cortar la piña en trozos pequeños y colocar en la licuadora con leche de coco y coco rallado, procesar durante unos segundos.
2. Servir el batido frío en vasos y adornar con trocitos de piña.

Sangría De Flor De Hibisco

Ingredientes:

- 4 clavos de olor

- 2 naranjas orgánicas

- 1 limón orgánico

- 2 Duraznos

- 1 manzana

- 4 sobres de flor de hibisco

- 1 l de agua

- 2 ramitas de canela

- 2 cucharadas de miel de acacia orgánica

Direcciones:

1. Poner el agua a hervir, apagar el fuego y colocar las bolsas de flor de hibisco, dejar infusionar durante 10 minutos, luego quitar las bolsitas de té y agregar la miel.

2. Exprimir una naranja y reservar el jugo.

3. Lavar los melocotones, quitar los carozos y luego cortar la fruta en trozos pequeños.

4. Cortar media naranja y medio limón en pequeños cubos y la mitad restante en rodajas.

5. Pelar las manzanas, retirar el núcleo y cortar en trozos pequeños.

6. Colocar la fruta en una jarra o en un tazón grande, agregar el clavo y la canela en rama, verter el jugo de naranja y la infusión de hibisco filtrada.

7. Cubrir el tazón y refrigerar durante 68 horas.

8. Servir la sangría de flor de hibisco fría con unos trozos de fruta.

Helado De Vainilla

Ingredientes:

- 1 vaina de vainilla

- 30 g de arrurruz

- 4 yemas de huevo

- 400 ml de leche de coco

- 3 cucharadas de miel orgánica de acacia

Direcciones:

1. Diluir el arrurruz con 23 cucharadas leche de coco y apartar.

2. En un bol mezclar las yemas de huevo con la miel hasta que la mezcla se vuelva más ligera en color, luego añadir el arrurruz diluido.

3. En una sartén calentar la leche de coco restante con la vaina de vainilla o vainilla en polvo.

4. Combinar la leche de coco con los huevos, poner a hervir durante 23 minutos, revolviendo constantemente con una cuchara para evitar los grumos, hasta obtener una crema de la densidad correcta.

5. Colocar la crema en un recipiente para congelador, y dejar que se enfríe.

6. Poner la crema en el congelador, luego de 2 horas, retirar del congelador y revolver para romper los cristales de hielo, volver a guardar en el congelador y repetir después de 2 horas, finalmente dejar en el congelador durante 5 a 6 horas o hasta que la crema esté congelada.

7. Retirar el helado del congelador al menos 30 minutos antes de servir.

Mousse De Aguacate Con Chocolate

Ingredientes:

- 3 cucharadas de cacao

- 3 cucharadas de jarabe de arce orgánico

- 3 cucharadas de leche de coco

- 1/4 cucharadita de vainilla en polvo

- 250 gr de pulpa de aguacate madura

- Hojas de menta

Direcciones:

1. Cortar la pulpa del aguacate y colocar en una licuadora con el jarabe de arce, el cacao, la vainilla en polvo, y la leche de coco.

2. Mezclar con una batidora hasta obtener una mezcla cremosa, si fuera necesario agregar

más leche de coco. Servir la mousse y decorar
con hojas de menta.

Crepes De Castañas

Ingredientes:

- 1 pizca de sal atlántica entera

- 10 gramos de aceite de coco virgen

- para la cocina

- aceite virgen de coco

- 100 gr de harina de castañas ecológica

- 2 huevos

- 150 ml de agua sin gas

Direcciones:

1. En un bol ponemos la harina de castañas y la sal, añadimos poco a poco el agua, los huevos y el aceite de coco, mezclando con unas varillas para que no se formen grumos.

2. Deja reposar la masa durante 30 minutos.

134

3. Calentar una sartén engrasada con aceite de coco, preferiblemente un molde para crepas de fondo plano, y vierta la cantidad necesaria para cubrir el fondo del molde en una capa delgada para cada panqueque.

4. Con un movimiento giratorio de la muñeca, gire la sartén para distribuir la masa uniformemente por la superficie.

5. Cocine durante 23 minutos o hasta que comiencen a formarse burbujas y los bordes de los crepes se curvan ligeramente.

6. En ese momento, se puede levantar fácilmente con una espátula y voltear hacia el otro lado, cocinar por otros 2 minutos.

7. Apila las crepas en un plato colocando una hoja de papel pergamino entre ellas para evitar que se peguen.

8. Repita hasta que se agote la masa y engrase el molde para cada panqueque.

9. Disfruta de las crêpes de castañas así, o rellenos con rellenos dulces o salados. Servir caliente o frío.

Carpaccio De Ternera Con Naranja Y Aguacate

Ingredientes:

- 1 cucharada de jugo de naranja o limón exprimido, sal marina integral

- 1 cucharada de aceite de oliva virgen extra ecológico

- 150 gr de lonchas de carpaccio de ternera

- ½ naranja, ½ aguacate

Direcciones:

1. Disponer las lonchas de carne en un plato.
2. En un bol pequeño, prepara la citronette: diluye una pizca de sal con el zumo de naranja o limón exprimido y añade el aceite de oliva virgen extra.
3. Mezclar hasta obtener una emulsión.

4. Pela el aguacate y córtalo en rodajas. Pelar las rodajas de naranja.
5. Extiende las rodajas de aguacate y naranja sobre el carpaccio de ternera y espolvoree con la citronette. Servir.

Whirl Coconut Blueberry

Ingredientes:

- ¼ taza de coco rallado

- 1 plátano congelado

- ¾ de taza de agua

- ½ taza de arándanos congelados

- 1 bola de helado de vainilla

Direcciones:

1. Proceso de todo en una licuadora hasta que quede suave.

Batido De Macadamia

Ingredientes:

- 1 plátano maduro pequeño

- 810 nueces de macadamia crudas

- 10 oz agua destilada fría

- 1 cucharadita de jugo de limón

- ¼ de taza de bayas congeladas gogi

- 2 hojas grandes de acelga suiza, picado

- ¼ de remolacha medio

- 1 cucharada de coco rallado

- 1 pizca de canela, tierra

Direcciones:

1. Se bate todos los Ingredientes: en una licuadora, excepto acelga, a continuación, añadir las acelgas y más agua si es necesario para alisar completamente la bebida.

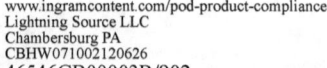